EXERCICES SOMATIQUES POUR DÉBUTANTS

Un guide pour soulager le stress, l'anxiété, les douleurs corporelles et les tensions

Par

Lyndon S. Vergara

COPYRIGHT

Tous droits réservés. Aucune partie de cette publication ne peut être reproduite, distribuée ou transmise sous quelque forme ou par quelque moyen que ce soit, y compris la photocopie, l'enregistrement ou d'autres méthodes électroniques ou mécaniques, sans l'autorisation écrite préalable de l'éditeur, sauf dans le cas de brèves citations incorporées dans des critiques et de certaines autres utilisations non commerciales autorisées par la loi sur le droit d'auteur.

Droits d'auteur © Lyndon S. Vergara, 2024.

TABLE DES MATIÈRES

INTRODUCTION

Aperçu des exercices somatiques

Les exercices somatiques sont conçus pour vous aider à devenir plus conscient des sensations, de la tension et du stress de votre corps. Ces exercices servent à soulager le stress physique et émotionnel en bougeant avec une attention attentive, ce qui entraîne une clarté mentale et une relaxation accrues. Ils favorisent les mécanismes de guérison inhérents au corps, ce qui se traduit par une connexion corps-esprit plus forte. Ce livre aidera les lecteurs à comprendre comment des mouvements doux et concentrés peuvent réduire l'anxiété, la douleur chronique et favoriser la sérénité intérieure.

Les exercices somatiques conviennent aux débutants car ils n'exigent pas de force ou de flexibilité et mettent plutôt l'accent sur des mouvements simples et concentrés. Une pratique régulière pendant 14 jours entraînera non seulement un soulagement physique, mais aussi une amélioration de la résilience émotionnelle et du bien-être général. Que vous souhaitiez réduire le stress quotidien ou vous remettre d'un traumatisme, les exercices somatiques offrent une voie simple et efficace vers la guérison et la relaxation.

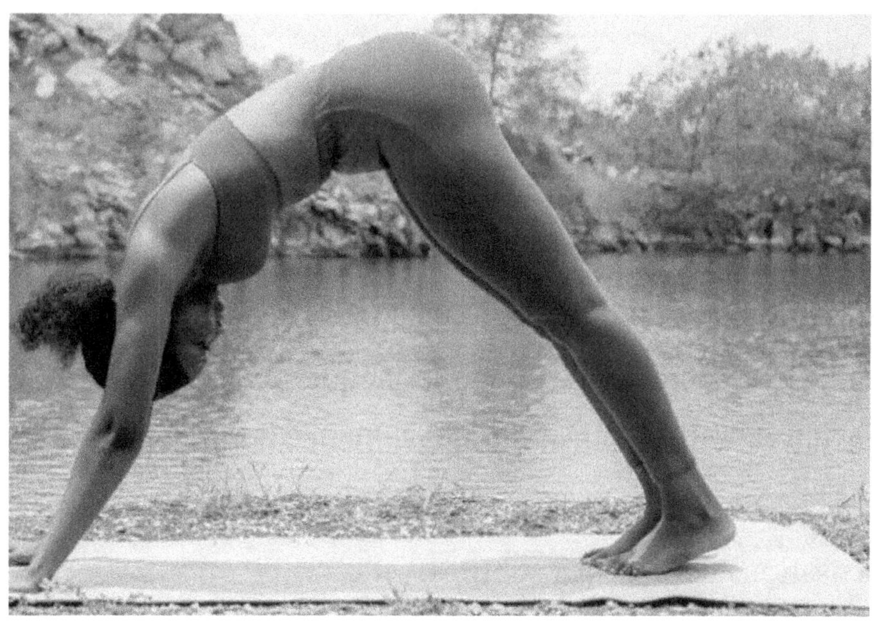

CHAPITRE 1 : COMPRENDRE LA CONNEXION CORPS-ESPRIT

Conscience corporelle

La conscience corporelle est le point de départ de l'exercice somatique. Il s'agit de la capacité de remarquer activement les sensations, les mouvements et les niveaux de tension de votre corps. En tant que début d'activités somatiques, l'acquisition d'une conscience corporelle vous permet de comprendre comment les émotions et le stress s'expriment physiologiquement, tels que les muscles tendus, la respiration superficielle ou l'inconfort chronique. L'idée est d'apprendre à écouter votre corps à travers une expérience directe et ressentie plutôt qu'une simple compréhension intellectuelle.

Lorsque vous commencez, vous pouvez découvrir que vous êtes détaché de votre corps, que vous vous concentrez trop sur des problèmes externes tels que le travail ou les soucis mentaux. Les exercices somatiques tentent de vous ramener au moment présent, en vous permettant de ressentir et d'interpréter les signaux de votre corps. Grâce à cette prise de conscience, vous pouvez aborder les zones de tension, libérer les émotions stockées dans les muscles et retrouver un sentiment de calme et d'équilibre.

Comment cultiver la conscience corporelle

1. Respiration consciente :

Se concentrer sur votre respiration est une approche facile pour commencer. Faites attention à la façon dont votre corps bouge à chaque respiration et expiration. Sentez la montée et la descente de votre poitrine, toute raideur abdominale et le mouvement de la respiration par le nez. Cette respiration attentive vous aide à rester dans le moment présent et à écouter les sensations corporelles subtiles.

2. Balayage corporel :

Cette approche consiste à scanner mentalement l'ensemble de votre corps, de la tête aux pieds. Commencez par vous asseoir ou vous allonger confortablement. Transférez lentement votre attention sur différentes parties de votre corps (tête, épaules, poitrine, bras, dos et jambes) et prenez note de toutes les sensations qui se présentent. Vos muscles sont-ils raides, douloureux ou inconfortables ? Le balayage corporel vous aide à vous familiariser avec l'endroit où votre corps accumule des tensions, ce qui est essentiel pour la libération somatique.

3. Exercices d'ancrage :

L'ancrage vous connecte à la terre et à vos sensations corporelles actuelles. Essayez de vous tenir à la largeur des épaules. Déplacez doucement votre poids d'un pied à l'autre, en faisant attention à la façon dont votre corps réagit. Concentrez-vous sur la sensation de vos pieds en train de faire, le contact avec le sol. L'ancrage favorise la stabilité et la connaissance de l'équilibre du corps, qui sont essentielles pour se sentir ancré.

4. Tension vs détente :

De nombreux débutants ne savent pas combien de tension ils portent jusqu'à ce qu'ils se détendent activement. Essayez de contracter puis de relâcher divers groupes musculaires, tels que vos épaules, vos mains ou votre mâchoire. Vous remarquerez peut-être comment votre corps maintient la tension. Apprendre à distinguer ces humeurs vous apprend à vous détendre activement dans des situations stressantes.

Pourquoi la conscience corporelle est importante

Le corps communique fréquemment ce que l'esprit manque. Lorsque vous apprenez à reconnaître les sensations et les schémas de tension, vous pouvez commencer à observer comment votre corps réagit aux émotions telles que l'inquiétude, la colère et le chagrin. Par exemple, le stress peut entraîner une respiration superficielle ou des poings serrés. Les exercices de conscience corporelle vous aident à libérer ces réponses corporelles, ce qui entraîne une relaxation émotionnelle et mentale.

Au fil du temps, une conscience corporelle accrue peut vous aider à gérer la douleur, l'anxiété et d'autres troubles en fournissant des informations sur leurs causes physiques. Les exercices somatiques intègrent l'esprit et le corps, vous permettant de réagir à la vie avec plus de facilité et de pleine conscience plutôt que de réagir inconsciemment au stress.

Techniques de respiration

Les techniques de respiration sont essentielles dans les exercices somatiques car elles régulent le système nerveux, détendent l'esprit et augmentent la conscience corporelle. Apprendre à contrôler et à approfondir votre respiration est un excellent moyen de soulager le stress, de trouver un équilibre émotionnel et de détendre votre corps.

Comment la respiration affecte le corps

Lorsque nous sommes stressés ou inquiets, notre respiration devient superficielle et rapide, ce qui fait que le corps reste en mode « combat ou fuite ». Une respiration superficielle peut exacerber les émotions de panique ou d'anxiété. La respiration profonde et réfléchie, en revanche, signale à votre corps de se détendre en engageant le système nerveux parasympathique, le mode « repos et digestion » du corps. Cela réduit votre pouls, détend vos muscles et procure un sentiment de tranquillité.

Dans les exercices somatiques, la respiration est utilisée non seulement comme une action physique, mais aussi comme un outil pour connecter l'esprit et le corps. Il vous maintient dans le moment présent, vous permettant de vous sentir plus en contact avec vos mouvements et vos sensations.

Techniques de respiration pour les débutants

1. Respiration diaphragmatique (respiration ventrale) :

Cette technique fondamentale engage le diaphragme plutôt que la respiration thoracique peu profonde, ce qui permet un apport d'oxygène plus profond. Voici comment pratiquer :

- Asseyez-vous ou allongez-vous dans une position confortable. Placez une main sur votre poitrine et l'autre sur votre abdomen.
- Respirez profondément par le nez en comptant jusqu'à quatre.
- Sentez votre estomac se soulever (votre poitrine doit rester assez immobile).
- Respirez doucement par vos lèvres pendant un autre compte de quatre, en observant votre ventre tomber.
- Continuez pendant 5 à 10 minutes, en vous concentrant sur la montée et la descente de votre ventre.

Avantages : La respiration diaphragmatique réduit les tensions, augmente l'apport d'oxygène aux muscles et encourage la relaxation.

2. Box Respiration (4-4-4-4 Respiration) :

Cette technique aide à réguler la respiration et est particulièrement utile lors des moments de stress.

- Respirez profondément par le nez en comptant jusqu'à 4.
- Retenez votre souffle pendant 4 temps.

- Respirez complètement par la bouche en comptant jusqu'à quatre.

- Retenez à nouveau votre souffle en comptant jusqu'à quatre.

- Répétez ce cycle quatre ou cinq fois.

Avantages : La respiration en boîte équilibre le système nerveux, réduit l'anxiété et apporte une concentration mentale.

3. Respiration expirée prolongée :

Cette méthode met l'accent sur l'expiration, ce qui signale à votre corps qu'il est sûr de se détendre.

- Commencez par respirer lentement par le nez en comptant jusqu'à 3.

- Respirez encore plus lentement par la bouche en comptant jusqu'à 6.

- Le but est de faire en sorte que votre expiration soit deux fois plus longue que votre inspiration.

Bienfaits : Cette pratique calme en profondeur le système nerveux et est particulièrement efficace pour soulager l'anxiété et le stress.

4. Conscience de la respiration :

Toutes les techniques de respiration ne nécessitent pas un contrôle actif. Parfois, le simple fait de prendre conscience de votre respiration naturelle est l'exercice lui-même.

- Asseyez-vous confortablement et fermez les yeux.

- Concentrez-vous sur votre respiration sans essayer de la changer. Remarquez où vous ressentez la respiration le plus fortement, peut-être dans votre nez, votre gorge ou votre poitrine.

- Observez les sensations, les tensions ou l'aisance du corps pendant que vous respirez. Cette simple prise de conscience établit une connexion avec votre respiration et vous aide à rester ancré dans le moment présent.

Que faire pendant les périodes d'exercice

- Commencez par la respiration : Commencez chaque séance d'exercice par quelques minutes de respiration consciente pour calmer votre esprit et votre corps. Cela vous prépare à bouger plus intentionnellement.
- Reliez la respiration au mouvement : Pour chaque mouvement, associez-le à votre respiration. Par exemple, inspirez pendant que vous vous préparez à un mouvement et expirez lorsque vous le terminez. Cela crée un rythme fluide qui rend vos exercices plus conscients et efficaces.
- Ajustez la respiration pour la relaxation ou l'énergie : Si vous vous sentez tendu pendant un exercice, concentrez-vous sur des expirations plus longues pour aider à relâcher la tension. Si vous avez besoin de plus d'énergie, concentrez-vous sur des inspirations profondes et régulières.

Pourquoi les techniques de respiration sont importantes

Le contrôle de la respiration est plus qu'une simple performance physique ; Il s'agit également de réguler votre état émotionnel et mental. Les exercices somatiques sont inextricablement liés à la respiration puisqu'elle sert de lien entre l'esprit et le corps. La maîtrise de ces techniques de respiration vous aidera à réduire le stress, à améliorer la clarté mentale et à renforcer votre connexion avec votre corps.

Apprendre à respirer avec intention fournit une technique utile pour faire face à la fois aux préoccupations quotidiennes et aux émotions plus extrêmes. Revenez fréquemment à ces techniques au fur et à mesure que vous avancez dans votre parcours d'exercices somatiques de 14 jours ; Ils enrichiront votre pratique et maximiseront les bienfaits de chaque mouvement que vous effectuez.

CHAPITRE 2 : TECHNIQUES DE MISE À LA TERRE

Postures d'ancrage simples

Les techniques d'ancrage sont importantes dans les activités somatiques car elles vous reconnectent avec votre corps, vous permettant de vous sentir plus en sécurité et présent. Les postures d'ancrage simples sont idéales pour les débutants car elles mettent l'accent sur la connexion entre votre corps et le sol, favorisant un sentiment de paix et d'équilibre.

L'idée de l'ancrage est d'être totalement présent dans son corps et dans le moment présent. Lorsque nous sommes stressés ou nerveux, nous avons tendance à nous sentir déconnectés, soit perdus dans nos pensées, soit submergés par nos émotions. Les postures d'ancrage vous permettent de revenir à votre corps, offrant une véritable technique pour gérer le stress et retrouver une clarté mentale.

Postures d'ancrage clés pour les débutants

1. **Pose de la montagne (Tadasana) :**

Cette posture debout est simple mais puissante, car elle vous aide à vous sentir équilibré et centré.

- **Comment s'entraîner :** Tenez-vous debout, les pieds écartés de la largeur des hanches et les bras détendus le long du corps. Placez votre poids uniformément sur les deux pieds. Considérez une ficelle tirant le sommet de votre tête vers le haut, étirant votre colonne vertébrale. Plantez vos pieds fermement dans le sol tout en gardant le haut de votre corps léger.
- **Pourquoi ça marche :** La position en montagne favorise la stabilité et la présence. Cela vous aide à vous sentir ancré et aligné, en particulier en période d'anxiété.

2. Pose d'ancrage assis (Sukhasana) :

S'asseoir sur le sol en position les jambes croisées aide à créer un lien fort avec la terre, favorisant le calme et la relaxation.

- **Comment pratiquer** : Placez-vous assis les jambes croisées sur une surface molle, comme un tapis de yoga. Placez vos mains sur vos genoux, paumes vers le bas. Fermez les yeux et concentrez-vous sur votre respiration. Sentez votre corps reposer contre le sol tandis que votre colonne vertébrale s'allonge vers le haut.
- **Pourquoi ça marche** : Cette posture est idéale pour prendre conscience de la moitié inférieure de votre corps, vous ancrer au sol et calmer votre esprit.

3. Pli avant (Uttanasana) :

Cette simple posture de flexion vous ancre à travers la sensation physique et est parfaite pour relâcher les tensions.

- **Comment s'entraîner** : Placez vos pieds à la largeur des hanches. Pliez lentement vers l'avant à partir des hanches, en laissant vos bras et votre tête pendre vers le sol. Maintenez une légère flexion des genoux pour préserver le bas du dos. Concentrez-vous sur l'étirement de vos ischio-jambiers et la légère traction de la gravité.
- **Pourquoi ça marche** : Les plis vers l'avant étirent non seulement le corps, mais ils dirigent également votre attention vers le bas, ce qui peut avoir un effet relaxant et ancré.

4. Posture de l'enfant (Balasana) :

Cette posture douce et reposante offre confort et un sentiment de protection tout en ancrant votre corps.

- **Comment s'entraîner :** Commencez à quatre pattes, puis abaissez lentement vos hanches vers vos talons tout en étirant vos bras devant vous ou en les reposant sur vos côtés. Laissez votre front toucher la terre. Concentrez-vous sur une respiration profonde et régulière.
- **Pourquoi ça marche :** La posture de l'enfant vous fait vous sentir soutenu et à l'aise, ce qui est essentiel pour l'ancrage. Il vous permet de vous connecter avec le sol et de rétablir le contrôle.

5. Pose de l'arbre (Vrksasana) :

La posture de l'arbre vous aide à trouver l'équilibre et la stabilité, à la fois physiquement et mentalement.

Comment s'entraîner : Tenez-vous debout, les deux pieds joints. Déplacez votre poids sur un pied et soulevez progressivement l'autre, en le plaçant contre l'intérieur de votre mollet ou de votre cuisse (évitez le genou). Portez vos mains à votre poitrine ou étirez-les au-dessus de votre tête. Maintenez votre équilibre en vous concentrant sur un endroit précis.

- **Pourquoi ça marche :** La position de l'arbre améliore votre équilibre et votre attention. Il implique la concentration, qui vous fait sortir de vos pensées et vous faire entrer dans le moment présent.

Pour les débutants comme vous, la cohérence est essentielle. Commencez par faire des postures d'ancrage pendant 5 à 10 minutes par jour. Vous pouvez les intégrer à votre routine matinale pour établir un ton paisible pour la journée, ou les utiliser pour faire une pause pendant les périodes stressantes. Faites attention à la façon dont ces postures vous font vous sentir physiquement et psychologiquement. Vous sentez-vous plus proche de votre corps ? Plus stable ou plus calme ?

Exercices de respiration rapide

Les exercices de respiration rapide sont une approche efficace pour calmer l'esprit et le corps, en particulier dans des situations stressantes ou accablantes. Ces exercices aident les novices à se sentir plus ancrés et présents dans leur corps en se concentrant sur le contrôle de la respiration. La respiration a un effet direct sur le système nerveux, vous pouvez donc utiliser ces techniques pour calmer rapidement l'esprit et soulager la tension physique.

S'ancrer avec la respiration consiste à utiliser certains schémas de respiration pour s'orienter dans le moment présent, en connectant votre conscience à votre corps. Voici quelques techniques de respiration simples et adaptées aux débutants pour vous aider à vous ancrer en quelques minutes seulement.

Exercices de respiration rapide pour les débutants

1. Technique de respiration 5-5-5 : Cette technique simple aide à calmer le système nerveux en prolongeant à la fois l'inspiration et l'expiration de manière égale, favorisant la relaxation et l'ancrage.

Comment pratiquer :

- Asseyez-vous ou tenez-vous debout confortablement, les pieds ancrés sur le sol.
- Inspirez profondément par le nez en comptant jusqu'à 5.
- Essayez de retenir votre souffle en comptant jusqu'à 5.

- Expirez lentement par la bouche en comptant jusqu'à 5.
- Répétez ce cycle pendant 2 à 3 minutes, en vous concentrant sur la sensation de votre respiration lorsqu'elle entre et sort de votre corps.

Pourquoi ça marche : Cette méthode apporte un équilibre à votre respiration et aide à stabiliser votre esprit et votre corps dans les moments de stress ou d'anxiété.

2. 4-7-8 Technique de respiration :

Ce schéma respiratoire aide non seulement à la relaxation, mais signale également au corps d'entrer dans un état de repos.

Comment pratiquer :

- Inspirez profondément par le nez pendant 4 temps.
- Retenez votre souffle pendant 7 temps.
- Expirez lentement et complètement par la bouche en comptant 8 points.
- Répétez ce cycle au moins 4 fois.

Pourquoi ça marche : L'expiration prolongée active le système nerveux parasympathique, calmant votre corps et vous ancrant dans le moment présent. Cet exercice est particulièrement efficace si vous vous sentez anxieux ou agité.

3. Respiration d'ancrage avec comptage :

Cet exercice est excellent pour les débutants car il ajoute une concentration mentale – compter – ce qui peut vous aider à rester présent et à éviter les distractions mentales.

Comment pratiquer :

- Asseyez-vous ou tenez-vous debout dans une position détendue.
- Inspirez profondément et comptez « 1 » dans votre esprit.

- Expirez complètement et comptez « 2 ».
- Inspirez à nouveau et comptez « 3 », puis expirez avec « 4 ».
- Continuez à compter chaque respiration, en visant 10 respirations complètes.
- Si votre esprit vagabonde, ramenez doucement votre attention sur votre respiration et le comptage.

Pourquoi ça marche : Compter vous permet de rester concentré sur le présent, ce qui vous aide à vous mettre à l'écoute des sensations de votre corps et à vous sentir plus ancré.

4. Respiration égale (Sama Vritti) :

Cette technique de respiration basée sur le yoga vise à rendre l'inspiration et l'expiration égales, favorisant l'équilibre et le calme.

Comment pratiquer :

- Inspirez lentement par le nez pendant 4 temps.
- Expirez par le nez en comptant 4 temps.
- Au fur et à mesure que vous progressez, vous pouvez augmenter la longueur à 5 ou 6 temps pour chaque respiration.
- Continuez ce schéma pendant 5 à 10 minutes.

Pourquoi ça marche : Une respiration égale équilibre le système nerveux et aide à aligner l'esprit avec le corps, ce qui permet de rester plus facilement ancré dans des situations difficiles.

5. Respiration en 3 parties (Dirga Pranayama) :

Cette technique élargit votre capacité respiratoire et vous amène à prendre pleinement conscience de votre processus de respiration.

Comment pratiquer :

- Asseyez-vous confortablement et placez une main sur votre ventre et une main sur votre poitrine.
- Inspirez profondément, en remplissant d'abord votre ventre, puis votre poitrine et enfin vos poumons supérieurs.
- Expirez lentement, en inversant le processus, en vidant d'abord les poumons supérieurs, puis la poitrine et enfin le ventre.
- Continuez cette respiration rythmée pendant 5 minutes, en vous concentrant sur le mouvement ondulatoire de votre respiration à travers votre corps.

Pourquoi ça marche : Cette technique de respiration vous ancre en vous rendant pleinement conscient du flux d'air dans votre corps, approfondissant ainsi votre connexion corps-esprit.

Sur quoi se concentrer pendant les exercices de respiration d'ancrage

- **Pratiquez la conscience corporelle :** en prêtant attention à la façon dont les différentes régions de votre corps se sentent pendant la respiration. Y a-t-il une tension dans les épaules, le dos ou la mâchoire ? Concentrez-vous sur le relâchement de la tension à chaque inspiration.
- **Environnement :** Faites attention à votre environnement. Sentez vos pieds sur le sol, absorbez les sons qui vous entourent et même la température de l'air. Cette conscience extérieure vous aide à rester ancré dans le moment présent.

- **Sens de la respiration :** Concentrez-vous sur la sensation de la respiration qui entre et sort de votre corps. L'inspiration est-elle froide et l'expiration chaude ? Cette concentration vous aide à sortir d'un esprit pressé et à vous ancrer dans votre corps.

Pourquoi les exercices de respiration sont importants

Les exercices de respiration d'ancrage sont utiles car ils peuvent être effectués à tout moment et de n'importe où. Que vous soyez assis au travail, en ligne ou au lit, ces stratégies vous aident à vous recentrer immédiatement et à réinitialiser la réponse de votre corps au stress. Pour les novices, la cohérence est essentielle. Même quelques minutes de pratique de la respiration par jour vous aideront à améliorer votre capacité à rester calme et centré dans des situations stressantes.

Au fur et à mesure que vous renforcez votre connexion à votre respiration, vous remarquerez une augmentation significative de votre résilience mentale et physique. Les exercices de respiration sont un moyen simple mais efficace de gérer le stress, l'anxiété et la tension.

Les postures d'ancrage vous aident progressivement à construire un niveau plus élevé de conscience corporelle, ce qui est essentiel pour les pratiques somatiques. Plus vous vous sentez ancré et présent, plus il est simple de faire face au stress, à l'anxiété et aux troubles émotionnels.

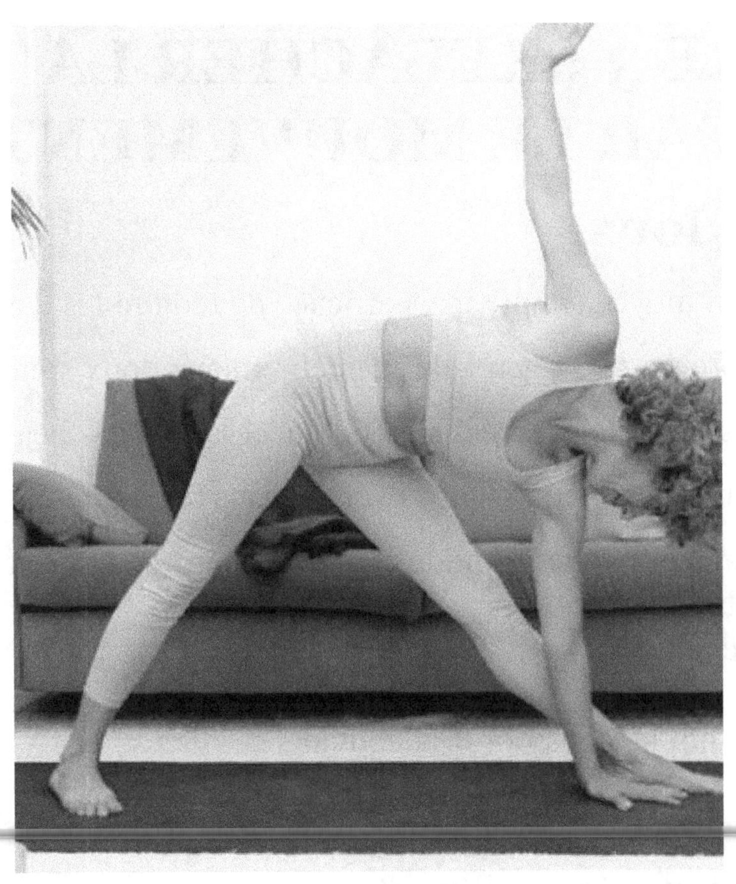

CHAPITRE 3 : RELÂCHER LA TENSION PAR LE MOUVEMENT

Étirements doux

Les étirements sont un moyen simple mais efficace de réduire les tensions, d'augmenter la flexibilité et d'améliorer la santé générale. Les étirements doux sont très bénéfiques pour les débutants car ils sont simples à réaliser et ne nécessitent pas beaucoup d'entraînement ou d'équipement. Dans cette section, nous examinerons une variété d'étirements légers qui peuvent vous aider à prendre une habitude et à vous sentir plus détendu et équilibré.

Pourquoi des étirements doux ?

Les étirements doux sont idéaux pour les débutants car ils :

- Favoriser la relaxation : Des mouvements lents et contrôlés aident à calmer le système nerveux et à réduire le stress.
- Améliorer la flexibilité : Des étirements réguliers peuvent améliorer votre amplitude de mouvement et votre flexibilité sans fatiguer vos muscles.
- Prévenir les blessures : Des étirements doux réchauffent vos muscles et les préparent à des activités plus intenses, réduisant ainsi le risque de blessure.
- Soulager la tension : Ils ciblent les zones où les tensions s'accumulent fréquemment, comme le cou, les épaules et le dos.

Principes de base des étirements doux

- Échauffez-vous d'abord : Commencez toujours par un bref échauffement pour faire circuler votre sang. Il peut s'agir de quelques minutes d'activité légère comme la marche ou des mouvements doux.

- Respirez profondément : Une respiration profonde et régulière aide votre corps à se détendre et vous permet de vous étirer plus efficacement.
- Déplacez-vous lentement : Évitez les mouvements rebondissants ou saccadés. Étirez-vous lentement et maintenez chaque position pour donner à vos muscles le temps de s'adapter.
- Écoutez votre corps : Étirez-vous jusqu'à ce qu'il y ait un léger inconfort, et non une douleur. Si un étirement vous semble trop intense, ralentissez un peu.

Étirements doux pour les débutants

Voici quelques étirements simples par lesquels vous pouvez commencer. Essayez de maintenir chaque étirement pendant environ 20 à 30 secondes et répétez 2 à 3 fois.

1. **Étirement du cou :**

- Asseyez-vous ou tenez-vous droit avec les épaules détendues.
- Inclinez lentement votre tête vers votre épaule droite, en sentant un léger étirement le long du côté gauche de votre cou.
- Maintenez l'étirement, puis revenez lentement à la position de départ et répétez sur le côté gauche.

2. **Étirement des épaules :**

- Étendez votre bras droit droit devant vous.
- Utilisez votre main gauche pour tirer doucement votre bras droit sur votre poitrine.
- Maintenez l'étirement, puis changez de bras.

3. **Étirement de la poitrine :**

❖ Tenez-vous debout, les pieds écartés de la largeur des épaules et les mains jointes derrière le dos.

❖ Soulevez doucement vos bras et ouvrez votre poitrine, en serrant vos omoplates ensemble.

❖ Maintenez l'étirement tout en respirant profondément.

4. Étirement du haut du dos :

❖ Asseyez-vous ou tenez-vous debout, les pieds écartés de la largeur des hanches.

❖ Entrelacez vos doigts et étirez-les devant vous, en arrondissant le haut de votre dos.

❖ Maintenez l'étirement en sentant l'étirement entre vos omoplates.

5. Étirement des ischio-jambiers :

❖ Asseyez-vous sur le sol, une jambe tendue et l'autre jambe pliée avec la plante de votre pied contre l'intérieur de votre cuisse.

❖ Tendez la main vers votre jambe étendue, en gardant le dos droit.

❖ Maintenez l'étirement, puis changez de jambe.

6. Étirement du mollet :

❖ Tenez-vous face à un mur, les mains appuyées dessus.

❖ Reculez d'un pied et appuyez le talon sur le sol.

❖ Maintenez l'étirement, puis changez de jambe.

7. Étirement des fléchisseurs de la hanche :

- ❖ Agenouillez-vous sur votre genou droit avec votre pied gauche devant, en créant un angle de 90 degrés avec les deux jambes.
- ❖ Poussez doucement vos hanches vers l'avant tout en gardant le dos droit.
- ❖ Maintenez l'étirement, puis changez de côté.

Relâchement de la tension par flux

Le yoga et les exercices somatiques mettent souvent en évidence le concept de flux, un mouvement fluide et continu qui relie diverses postures ou mouvements. Comprendre et adopter ce concept peut aider les novices à améliorer leur capacité à relâcher les tensions et à cultiver un sentiment de calme dans le corps et l'esprit. Les activités basées sur le flux impliquent une transition transparente d'une posture à une autre, ce qui permet d'obtenir un rythme qui non seulement détend le système nerveux, mais améliore également la flexibilité et la coordination.

Les avantages des mouvements basés sur le flux

1. Conscience accrue : Les pratiques basées sur le flux favorisent la pleine conscience et la conscience du moment. Au fur et à mesure que vous progressez dans une séquence, vous devenez plus conscient des sensations, des pensées et des émotions de votre corps, ce qui conduit à une meilleure conscience de soi et à une meilleure compréhension de votre santé physique et mentale.

2. Réduction du stress : Les mouvements fluides stimulent le système nerveux parasympathique, qui est responsable de la relaxation et de la guérison. Cette activation inhibe la réponse au stress, abaissant les niveaux de cortisol et encourageant le calme.

3. Amélioration de la flexibilité : De simples changements entre les postures aident à étirer et à allonger progressivement les muscles. Au fil du temps, cela conduit à une

amélioration de la flexibilité et à une diminution de la raideur musculaire, ce qui peut aider à soulager la tension et l'inconfort chroniques.

4. Augmentation de la force et de la stabilité : Les exercices basés sur le flux exigent la coordination de plusieurs groupes musculaires, ce qui améliore la force et la stabilité globales. Cette implication équilibrée aide à éviter les blessures et favorise les mouvements fonctionnels.

Premiers pas avec les pratiques basées sur les flux

- Trouvez votre rythme : Commencez par vous concentrer sur votre respiration. Inspirez et expirez profondément, en laissant votre respiration diriger vos mouvements. Chaque inspiration peut entraîner une expansion ou une ouverture, tandis que chaque expiration peut provoquer une libération ou une constriction. La relation rythmique entre la respiration et le mouvement sert de base aux techniques basées sur le flux.

- Commencez par des séquences simples : Pour les débutants, il est important de commencer par des séquences de base faciles à suivre. Une séquence courante pour commencer est la salutation au soleil, une série de postures qui s'enchaînent en douceur :

❖ Posture de la montagne (Tadasana) : Tenez-vous droit, les pieds écartés de la largeur des hanches et les bras le long du corps. Enracinez vos pieds et engagez votre tronc.

❖ Pli vers l'avant (Uttanasana) : Articulez vos hanches et pliez-vous vers l'avant, permettant à votre tête et à votre cou de se détendre. Pliez légèrement les genoux si nécessaire.

❖ Lifting à mi-chemin (Ardha Uttanasana) : Soulevez votre torse à mi-hauteur, avec vos mains sur vos tibias ou vos cuisses, et allongez votre colonne vertébrale.

❖ Pose de la planche (Phalakasana) : Revenez en position de planche, en gardant votre corps en ligne droite de la tête aux talons.

- ❖ Chaturanga Dandasana : Abaissez votre corps à mi-chemin, en gardant vos coudes près de vos côtes.
- ❖ Chien tête en haut (Urdhva Mukha Svanasana) : Appuyez sur vos mains pour soulever votre poitrine et vos hanches, en ouvrant votre cœur et en étirant votre corps avant.
- ❖ Chien tête en bas (Adho Mukha Svanasana) : Soulevez vos hanches vers le haut et vers l'arrière, en formant une forme en V inversé avec votre corps. Appuyez vos talons vers le sol et écartez vos doigts.
- Revenez à la posture de la montagne : Revenez progressivement à la posture de la montagne, en vous ancrant et en vous préparant pour le prochain tour.
- Concentrez-vous sur les transitions fluides : Au fur et à mesure que vous progressez dans la séquence, concentrez-vous sur les transitions entre chaque pose. Au lieu de vous dépêcher ou de vous branler, optez pour un écoulement lent et fluide. Imaginez que vos mouvements sont comme une vague douce, coulant d'une pose à l'autre.
- Écoutez votre corps : Les pratiques basées sur le flux doivent venir naturellement et sans effort. Faites attention aux signaux de votre corps et modifiez vos actions en conséquence. Si vous ressentez une gêne ou une tension, détendez-vous et changez de position. Il est essentiel de conserver un sentiment de détente et de confort tout au long de la pratique.
- Intégrez la conscience de la respiration : Votre respiration est votre principal guide dans les pratiques basées sur le flux. Synchronisez vos mouvements avec votre respiration pour maintenir un rythme régulier et approfondir votre sentiment de relaxation. Utilisez la respiration pour vous guider dans chaque posture et pour faciliter les transitions en douceur.

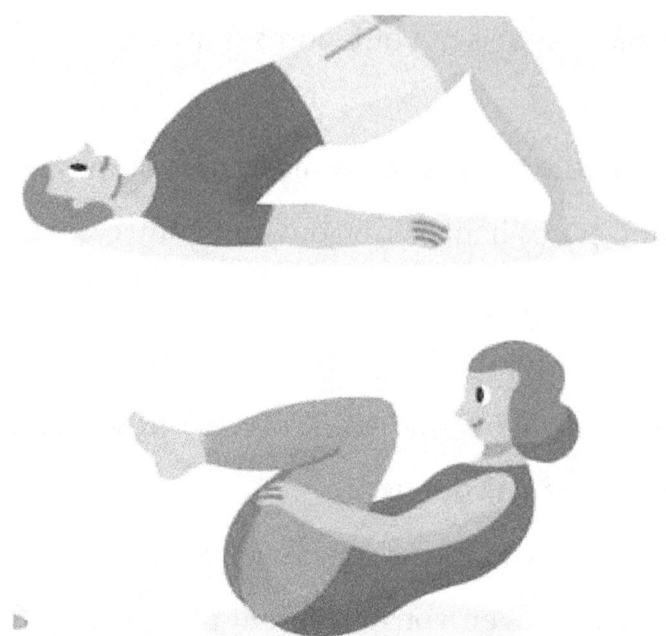

CHAPITRE 4 : RÉGULATION ÉMOTIONNELLE

Mouvements de réduction du stress

Le stress est une réaction naturelle à des dangers ou à des attentes perçus qui peuvent se manifester physiquement et émotionnellement. Lorsqu'il est utilisé avec modération, le stress peut être à la fois motivant et adaptatif. Cependant, un stress prolongé ou excessif peut causer divers problèmes de santé, notamment l'anxiété, la dépression et des maladies physiques telles que l'hypertension artérielle et les troubles digestifs. Une gestion efficace du stress est essentielle pour préserver le bien-être émotionnel et physique.

Les mouvements de réduction du stress visent à atténuer les impacts physiologiques et psychologiques du stress. Ces exercices favorisent la relaxation musculaire, la tranquillité mentale et le bien-être général. L'intégration de ces mouvements dans votre routine quotidienne peut réduire considérablement le stress et améliorer la stabilité émotionnelle.

Principes clés des mouvements de réduction du stress

1. Pleine conscience et présence : Les mouvements de réduction du stress sont plus efficaces lorsqu'ils sont pratiqués en pleine conscience. Être présent et attentif aux sensations de votre corps aide à approfondir la réponse de relaxation et améliore l'efficacité des mouvements.
2. Conscience de la respiration : L'intégration de la respiration consciente avec des mouvements peut amplifier les avantages de la réduction du stress. Des respirations profondes et lentes aident à activer le système nerveux parasympathique, favorisant la relaxation et réduisant la réponse au stress.

3. Mouvements doux et contrôlés : Les mouvements de réduction du stress doivent être doux et contrôlés pour éviter de créer une tension supplémentaire. Les mouvements doivent être fluides, fluides et délibérés, en se concentrant sur l'assouplissement plutôt que sur l'effort.

Mouvements efficaces de réduction du stress

1. Étirement chat-vache (Marjaryasana-Bitilasa na)

Objectif : Ce mouvement aide à relâcher les tensions dans le dos et le cou, favorise la flexibilité de la colonne vertébrale et encourage la conscience de la respiration.

Comment procéder :

- ❖ Commencez à quatre pattes avec vos mains directement sous vos épaules et vos genoux sous vos hanches.
- ❖ Respirez en cambrant le dos, en soulevant votre coccyx et en vous dirigeant vers le plafond (Cow Pose).
- ❖ Expirez en contournant votre colonne vertébrale, en rentrant votre menton contre votre poitrine et en tirant votre nombril vers votre colonne vertébrale (pose du chat).
- ❖ Continuez à circuler entre ces deux positions pendant 1 à 2 minutes, en coordonnant votre respiration à chaque mouvement.

2. Posture de l'enfant (Balasana)

Objectif : Cette pose étire doucement le dos, les hanches et les cuisses, et procure un effet calmant au système nerveux.

Comment procéder :

- ❖ Agenouillez-vous sur le sol, les gros orteils se touchant et les genoux écartés. Asseyez-vous sur vos talons.
- ❖ Pliez-vous vers l'avant, en étendant vos bras devant vous ou en les reposant sur vos côtés, et laissez votre front reposer sur le tapis.
- ❖ Respirez profondément et restez dans cette position pendant 1 à 3 minutes, ce qui permet à votre corps de se détendre et à votre esprit de se calmer.

3. Flexion assise vers l'avant (Paschimottanasana)

Objectif : Cette pose étire les ischio-jambiers et le bas du dos, favorisant la relaxation et réduisant les tensions.

Comment procéder :

- ❖ Asseyez-vous sur le sol, les jambes tendues devant vous.
- ❖ Inspirez et allongez votre colonne vertébrale, puis expirez et pliez vers l'avant, en tendant la main vers vos pieds ou vos tibias.
- ❖ Maintenez la position pendant 1 à 2 minutes, en vous concentrant sur la respiration profonde et en relâchant la tension à chaque expiration.

4. Pose des jambes sur le mur (Viparita Karani)

Objectif : Cette pose réparatrice aide à réduire le stress et la fatigue, à favoriser la circulation et à soulager les tensions dans les jambes et le bas du dos.

Comment procéder :

- ❖ Asseyez-vous à côté d'un mur et allongez-vous sur le dos. Balancez vos jambes contre le mur tout en gardant vos bras détendus sur vos côtés.
- ❖ Ajustez votre position de manière à ce que vos hanches soient proches du mur et que vos jambes soient étendues vers le haut.

❖ Restez dans cette position pendant 5 à 10 minutes, en vous concentrant sur des respirations profondes et régulières et en permettant à votre corps de se détendre complètement.

5. Relaxation musculaire progressive

Objectif : Cette technique permet de réduire les tensions physiques et de favoriser la relaxation en contractant systématiquement puis en relaxant différents groupes musculaires.

Comment procéder :

❖ Trouvez une position assise ou allongée confortable.
❖ Commencez par vos pieds et remontez dans le corps, en contractant chaque groupe musculaire (par exemple, les pieds, les mollets, les cuisses, l'abdomen) pendant 5 à 10 secondes, puis en relâchant.
❖ Concentrez-vous sur le contraste entre la tension et la relaxation, et remarquez comment votre corps se sent au fur et à mesure que vous progressez dans chaque groupe musculaire.

Respirer pour le contrôle émotionnel

La respiration est un processus physiologique de base qui non seulement soutient la vie, mais aide également à la régulation émotionnelle. La façon dont nous respirons peut avoir un impact important sur notre état émotionnel, soit en augmentant le stress et l'anxiété, soit en favorisant la paix et l'équilibre. En apprenant et en pratiquant des techniques de respiration spécifiques, nous pouvons mieux gérer et réguler nos émotions.

La respiration pour la régulation émotionnelle implique l'utilisation de schémas respiratoires délibérés et conscients pour modifier le système nerveux autonome, qui régule la réaction de stress de notre corps. Les techniques axées sur la respiration peuvent aider à réduire l'anxiété, à améliorer la concentration et à promouvoir la relaxation et la stabilité émotionnelle.

Techniques de respiration clés pour le contrôle émotionnel

1. Respiration diaphragmatique (respiration abdominale)

Objectif : La respiration diaphragmatique aide à engager le système nerveux parasympathique, ce qui favorise la relaxation et réduit le stress.

Comment procéder :

- ❖ Asseyez-vous ou allongez-vous dans une position confortable. Placez une main sur votre poitrine et l'autre sur votre abdomen.
- ❖ Inspirez profondément par le nez, en laissant votre abdomen se soulever pendant que le diaphragme descend. La main sur votre abdomen doit sentir la montée, tandis que la main sur votre poitrine doit rester relativement immobile.
- ❖ Expirez lentement par la bouche, en laissant tomber votre abdomen. Visez une expiration douce et uniforme.
- ❖ Pratiquez cela pendant 5 à 10 minutes, en vous concentrant sur des respirations profondes et complètes et un abdomen détendu.

2. Box Respiration (Respiration Carrée)

Objectif : La respiration en boîte est une technique de respiration structurée qui aide à calmer l'esprit, à améliorer la concentration et à réduire l'anxiété.

Comment procéder :

* Asseyez-vous ou tenez-vous debout confortablement, le dos droit.
* Inspirez profondément par le nez en comptant jusqu'à quatre.
* Retenez votre souffle en comptant jusqu'à quatre.
* Expirez lentement par la bouche en comptant jusqu'à quatre.
* Faites une pause et retenez votre souffle en comptant à nouveau jusqu'à quatre.
* Répétez ce cycle pendant 3 à 5 minutes, en maintenant un rythme régulier.

3. 4-7-8 Respiration

Objectif : Cette technique aide à favoriser la relaxation et à gérer le stress en prolongeant la phase d'expiration, qui déclenche le système nerveux parasympathique.

Comment procéder :

* Asseyez-vous ou allongez-vous confortablement.
* Inspirez doucement par le nez en comptant jusqu'à quatre.
* Retenez votre souffle en comptant jusqu'à sept.
* Expirez complètement et de manière audible par la bouche en comptant jusqu'à huit.
* Terminez ce cycle pendant 4 à 6 tours, en vous concentrant sur l'expiration prolongée pour approfondir la relaxation.

4. Respiration alternée des narines (Nadi Shodhana)

Objectif : La respiration alternée des narines équilibre le système nerveux, calme l'esprit et favorise un sentiment d'harmonie et de concentration.

Comment procéder :

* Asseyez-vous confortablement, la colonne vertébrale droite et les épaules détendues.

- ❖ À l'aide de votre pouce droit, fermez votre narine droite.

- ❖ Inspirez profondément et lentement par la narine gauche.

- ❖ Fermez votre narine gauche avec votre annulaire droit et relâchez votre narine droite.

- ❖ Expirez lentement par la narine droite.

- ❖ Inspirez par votre narine droite, puis fermez-la avec votre pouce.

- ❖ Relâchez votre narine gauche et expirez par le côté gauche.

- ❖ Continuez ce cycle pendant 5 à 10 minutes, en maintenant un rythme régulier et équilibré.

5. Souffle du Lion (Simhasana)

Objectif : Le souffle du lion aide à relâcher les tensions refoulées, à réduire le stress et à améliorer la clarté émotionnelle.

<u>Comment procéder :</u>

- ❖ Asseyez-vous confortablement, les genoux croisés ou les jambes étendues devant vous.

- ❖ Placez vos mains sur vos genoux ou vos cuisses, les doigts écartés.

- ❖ Inspirez profondément par le nez, puis ouvrez grand la bouche.

- ❖ Tirez la langue et expirez avec force tout en faisant un son « ha ».

- ❖ Mettez l'accent sur la libération de la respiration et la tension faciale.

- ❖ Répétez l'opération pendant 5 à 7 respirations, en vous concentrant sur la sensation de relâchement et de relaxation.

Intégrer des techniques de respiration dans la vie quotidienne

- Créez une routine : Intégrez ces exercices de respiration dans votre routine quotidienne. Vous pouvez commencer votre journée par quelques minutes de respiration diaphragmatique ou utiliser la respiration en boîte lors de situations stressantes.

- Utilisez des techniques de respiration au besoin : Lorsque vous ressentez des émotions ou du stress exacerbés, faites une pause pour pratiquer l'une de ces techniques. Cela peut vous aider à vous recentrer et à gérer votre réponse émotionnelle plus efficacement.

- Combinez avec d'autres pratiques : Améliorez les avantages des techniques de respiration en les combinant avec d'autres pratiques de gestion du stress, telles que la méditation de pleine conscience, le yoga ou la relaxation musculaire progressive.

- Pratiquez régulièrement : L'efficacité des techniques de respiration s'améliore avec une pratique régulière. Réservez du temps chaque jour pour pratiquer ces techniques et remarquez comment votre résilience émotionnelle et votre bien-être général s'améliorent au fil du temps.

- Adaptez-vous à vos besoins : Différentes techniques peuvent mieux fonctionner pour différentes situations. Expérimentez différentes méthodes pour trouver ce qui résonne le mieux en vous et qui correspond à votre style de vie.

CHAPITRE 5 : SOULAGEMENT DE LA DOULEUR ET DE L'ANXIÉTÉ

Cibler des points sensibles spécifiques

Il est courant de se sentir dépassé lorsqu'il s'agit de gérer la douleur, en particulier si l'inconfort a été une lutte chronique. La douleur peut avoir un impact négatif sur votre qualité de vie, quelle qu'en soit la source, une mauvaise posture, un stress continu ou un accident. Cependant, que se passerait-il si vous pouviez atténuer naturellement ces points douloureux gênants ? Les exercices somatiques peuvent y contribuer. Pour un novice, l'identification et la résolution des problèmes réels peuvent être transformatrices.

Disséquons-le de manière claire et compréhensible. Au départ, gardez à l'esprit que la douleur est la méthode du corps pour vous alerter de quelque chose qui nécessite votre attention. Les exercices somatiques visent à répondre à ce désir en réalignant le corps et en réinitialisant doucement le système neuronal. Ces mouvements ne visent pas à surmonter la douleur, mais plutôt à s'y adapter. Vous apprendrez à écouter votre corps et, à votre tour, à soulager les tensions qui s'accumulent dans des zones spécifiques.

Voici comment les nouveaux débutants peuvent commencer à pratiquer des exercices somatiques pour cibler leurs points faibles les plus fréquents :

1. Soulagement de la douleur au cou et aux épaulesBeaucoup d'entre nous ont des tensions dans les épaules et le cou, ce qui provoque des raideurs et des douleurs. Ce stress peut sembler être un poids sans fin, qu'il provienne d'une mauvaise posture, de l'utilisation d'appareils électroniques ou du travail à un bureau. Le secret pour les novices est de libérer l'accumulation dans ces endroits avec des mouvements lents et délibérés.

Essayez cet exercice somatique simple :

- Si cela vous aide à vous concentrer, commencez par vous asseoir confortablement et fermez les yeux.
- Sentez les muscles de vos épaules s'étirer et se détendre pendant que vous les faites rouler lentement vers l'arrière.
- Respirez naturellement pendant que vous bougez, en faisant attention à la sensation de vos muscles.
- Après quelques tours, retournez le mouvement et roulez vos épaules vers l'avant.

Le but n'est pas de forcer le mouvement, mais de prendre conscience de la sensation de votre cou et de vos épaules. Au fur et à mesure que vous devenez plus conscient, vous commencerez naturellement à relâcher la tension.

2. Douleur au bas du dosUn autre endroit typique où l'inconfort s'accumule est le bas du dos, qui est parfois provoqué par une position assise prolongée ou de mauvaises techniques de levage. Pour les novices, il est important de se concentrer sur des exercices légers qui augmentent l'aisance et la flexibilité dans ce domaine.

Un excellent mouvement de départ pour soulager le bas du dos :

- Les pieds à plat sur le sol et les genoux pliés, allongez-vous à plat sur le dos.
- Inspirez profondément, puis appuyez doucement le bas de votre dos sur le sol pendant que vous expirez. À chaque expiration, lâchez prise et laissez votre colonne vertébrale se détendre.
- Laissez le bas de votre dos se cambrer naturellement en s'éloignant du sol lors de l'inspiration suivante, mais aussi loin que possible.
- Pendant plusieurs respirations, répétez soigneusement cette action, en faisant attention à la façon dont le bas de votre dos réagit.

Ce mouvement aide à réaligner la colonne vertébrale et à équilibrer les muscles qui sont souvent tendus par une position assise ou debout prolongée.

3. Douleur à la hanche et au bassinVos anomalies pelviennes ou vos muscles tendus peuvent être la cause de votre douleur à la hanche. Ceux qui restent assis pendant de longues périodes sont particulièrement sujets à cet inconfort. Les exercices somatiques qui mobilisent doucement les articulations de la hanche et relâchent les tensions dans les muscles environnants sont bénéfiques pour les débutants.

Pour cibler la douleur à la hanche :

➢ En saisissant l'arrière de votre jambe pour vous soutenir, levez un genou vers votre poitrine pendant que vous êtes sur le dos.

➢ Sentez le mouvement et la rotation de votre articulation de la hanche pendant que vous tournez lentement votre genou dans une seule direction.

➢ Après quelques tours, inversez la direction et travaillez sur la jambe opposée.

➢ Faites attention à la sensation de vos hanches et de votre bassin pendant que vous bougez, et gardez vos mouvements légers et contrôlés.

Ce mouvement est simple mais efficace, aidant à relâcher l'oppression dans les hanches et le bas du dos.

4. Tension induite par l'anxiétéL'anxiété n'affecte pas seulement l'intellect ; Il provoque également des tensions physiques dans le corps. Beaucoup de débutants sont choqués d'apprendre que leur anxiété peut leur causer des douleurs, en particulier dans la poitrine et le ventre. Les exercices somatiques vous aident à

relâcher cette tension en utilisant des mouvements délibérés pour apaiser votre système nerveux.

Un exercice d'ancrage pour soulager les tensions liées à l'anxiété :

- ➢ Allongez-vous sur le dos et placez doucement vos mains sur votre ventre pour commencer.
- ➢ Fermez les yeux et faites attention à votre respiration. Sentez votre ventre se soulever à chaque inspiration et descendre à chaque respiration.
- ➢ Imaginez que la tension dans votre corps se dissipe à chaque expiration, libérant les nœuds de votre abdomen ou de votre poitrine.
- ➢ Pendant plusieurs minutes, continuez à faire cet exercice tout en faisant attention à la façon dont chaque respiration fait ressentir votre corps.

Avec ces exercices faciles à apprendre, vous pouvez vous concentrer sur les zones douloureuses réelles et renforcer votre relation avec votre corps. Cette technique ciblée améliore votre bien-être général en plus de soulager la souffrance physique. Rappelez-vous que le chemin vers le soulagement de la douleur est individualisé et progressif. Vous finirez par ressentir un plus grand niveau de relaxation et de confort si vous faites attention à votre corps et bougez avec concentration.

Libérer l'anxiété par des mouvements doux

Votre corps et votre esprit peuvent tous deux être affectés négativement par l'anxiété, qui peut sembler être un poids lourd. Il s'intensifie souvent progressivement, produisant un sentiment de tension et de malaise dont il est difficile de se débarrasser. Heureusement, il existe une approche simple pour soulager les inquiétudes du corps grâce à de légers mouvements somatiques. Ces exercices, contrairement aux exercices plus intenses, ciblent la relaxation du système nerveux pour vous aider à retrouver votre équilibre et à vous détendre. Cette méthode est idéale pour les débutants car elle est douce, intuitive et ne nécessite pas d'outils spécialisés ou de capacités très développées. Par conséquent, comment la mobilité peut-elle aider à soulager l'anxiété ? La réponse naturelle de votre corps au stress, la réponse de combat ou de fuite, est déclenchée par l'anxiété. Bien que cette réaction puisse être utile dans des circonstances périlleuses, être anxieux tout le temps rend votre corps hypervigilant. Votre respiration est superficielle, vos muscles se contractent et votre esprit reste agité. En rompant ce cycle, un mouvement doux aide votre système nerveux à passer d'un état réactif à un état sûr et détendu.

Le pouvoir du mouvement lié à la respiration

Lier votre mouvement à votre respiration est l'une des meilleures méthodes pour lâcher prise de l'anxiété. Respirer rapidement et superficiellement est un symptôme courant de l'anxiété, qui exacerbe les sentiments de tension et de panique. Vous pouvez contrôler votre respiration et vous détendre en même temps en mettant en œuvre des mouvements axés sur la respiration.

1. Mouvements lents et rythmés pour calmer l'esprit

Tout semble se passer plus vite lorsque vous êtes anxieux : votre cœur s'emballe, votre esprit s'emballe et vous vous agitez. En indiquant au cerveau que tout va bien, le corps pourrait encourager l'esprit à faire de même en ralentissant ses mouvements.

2. Enraciner le corps grâce à des étirements doux

Il est courant que l'anxiété vous fasse vous sentir désengagé de votre corps. Une excellente technique pour vous ancrer et vous concentrer sur l'ici et maintenant est de vous étirer doucement. Le système nerveux parasympathique, qui est déclenché par l'étirement, réduit la réaction de combat ou de fuite du corps.

3. Marche consciente

Une autre méthode efficace pour réduire l'anxiété par le mouvement est la marche consciente. Il s'agit de marcher plus lentement, d'être conscient des sensations de son corps et de coordonner ses mouvements avec sa respiration. C'est une technique très apaisante qui est idéale pour les nouveaux arrivants qui pourraient devenir nerveux en silence.

4. Relaxation musculaire progressive (PMR)

En utilisant la technique PMR, plusieurs groupes musculaires sont tendus puis relâchés. Cette procédure vous aide à vous débarrasser des sensations nerveuses en apprenant à votre corps la différence entre la tension et la relaxation.

Vous pouvez progressivement réentraîner votre corps à mieux réagir au stress en ajoutant ces mouvements simples à votre routine quotidienne. Ces entraînements sont excellents car ils ne prennent pas beaucoup de temps et ne nécessitent aucune connaissance préalable. Au fur et à mesure que vous vous sentez plus à l'aise, vous pouvez augmenter progressivement à partir d'un point de départ modeste tout en faisant attention à la façon dont votre corps se sent.

Vous pouvez créer de l'espace pour la paix et la tranquillité en libérant l'anxiété de votre corps et de vos pensées par une action consciente.

CHAPITRE 6 : DÉVELOPPER UNE ROUTINE SOMATIQUE QUOTIDIENNE DANS LES 14 JOURS

Routine matinale de 10 minutes

Établir une pratique somatique régulière peut sembler une grande entreprise, mais que se passerait-il si cela ne prenait que dix minutes chaque matin et chaque soir ? Vous pouvez créer une habitude simple et productive qui vous aidera à décompresser la nuit et à donner le ton pour le reste de votre journée en seulement 14 jours. Faire en sorte que votre corps se sente bien est l'objectif principal de cette méthode, qui évite de trop vous étirer avec des activités difficiles ou prolongées. Avec un peu d'attention, vous serez surpris de voir tout ce que vous pouvez accomplir en si peu de temps. La cohérence, et non la perfection, est la clé.

Voyons comment créer ces routines et les avantages qu'elles peuvent offrir pour votre santé physique et mentale.

La routine matinale de 10 minutes

Vous avez la possibilité de réveiller votre corps en douceur le matin et d'établir une attitude positive pour la journée. Vous pouvez revitaliser vos muscles, apaiser votre esprit et éliminer toute raideur du sommeil en incluant seulement 10 minutes d'exercices somatiques.

Voici comment structurer votre routine matinale :

- Ancrage et conscience de la respiration (2 minutes)

Prenez un siège confortable ou levez-vous en premier. Tenez votre ventre d'une main et votre poitrine de l'autre. Respirez lentement et profondément, en laissant votre abdomen se lever et s'abaisser à chaque inspiration et expiration. Cet exercice facile vous aide à vous préparer mentalement pour le lendemain en réveillant votre corps et votre esprit.

- Roulements du cou et des épaules (2 minutes)

Beaucoup d'entre nous ressentent une gêne aux épaules et au cou au réveil. Inclinez lentement la tête d'un côté à l'autre après avoir doucement roulé vos épaules vers l'avant et vers l'arrière. Sentez la tension, relâchez et étirez-vous. Gardez votre attention sur les zones qui semblent particulièrement serrées lorsque vous faites attention aux sentiments.

- Torsions douces de la colonne vertébrale (3 minutes)

Que vous soyez debout ou assis, les jambes croisées, tournez lentement votre colonne vertébrale d'un côté, en la maintenant là pendant quelques respirations avant de passer de l'autre. Ces légères torsions favorisent la flexibilité et aident à exciter votre colonne vertébrale. Envisagez de relâcher toute tension sur les côtés ou le bas du dos lorsque vous vous tordez.

- Étirements des jambes et des hanches (3 minutes)

Étirez un peu vos hanches et vos jambes à la fin de votre routine. Cela peut être aussi simple que de se plier en avant à partir d'une position debout, d'étirer les ischio-jambiers ou de ramener une jambe vers la poitrine en position assise. Cet exercice aide le bas de votre corps à rester équilibré et augmente la circulation sanguine.

La routine du soir de 10 minutes

Le but de la soirée est de se détendre et d'évacuer tout stress qui s'est accumulé pendant la journée. Vous pouvez calmer votre corps et votre esprit avant de vous coucher avec une routine nocturne de 10 minutes qui peut vous aider à passer d'une journée bien remplie à une nuit reposante.

Voici comment structurer votre routine du soir :

- Balayage complet du corps et relaxation (2 minutes)

Allongez-vous ou prenez un siège confortable. Fermez les yeux et inspirez profondément autant de fois que possible. Examinez lentement votre corps, en remontant vers votre tête à partir de vos pieds. Identifiez les points tendus et relâchez-les délibérément. C'est le moment de vous connecter avec les dernières sensations de votre corps de la journée.

- Relaxation musculaire progressive (3 minutes)

Commencez par contracter et détendre divers groupes musculaires. Faites quelques pas en avant, plantez vos pieds, puis lâchez-le. Remontez par les bras, les jambes, le ventre, la poitrine et le visage. Cet exercice aide votre corps à se reposer et à relâcher les tensions physiques.

- Étirement des hanches et du bas du dos (3 minutes)

Beaucoup se retrouvent avec des hanches et des bas du dos tendus à la fin de la journée. Placez doucement un genou vers votre poitrine lorsque vous êtes allongé sur le dos, et maintenez-le là pendant quelques respirations. Continuez avec la jambe opposée. Cet étirement augmente l'amplitude des mouvements et soulage la tension dans le bas du dos.

- Respiration consciente et lâcher-prise (2 minutes)

Respirez profondément et consciemment à la fin de la routine. Inspirez progressivement par le nez, puis expirez par la bouche. Concentrez-vous sur le relâchement de la tension dans votre corps et votre esprit qui s'est accumulée au cours de la journée pendant que vous respirez. Avant d'aller au lit, laissez tomber toutes les préoccupations et les affaires inachevées.

Ces pratiques rapides et concentrées peuvent améliorer considérablement votre bien-être physique et émotionnel si vous les mettez en œuvre dans votre vie quotidienne pendant une période de 14 jours. Voici comment maintenir ce comportement :

- **Réservez du temps**

Établissez un horaire régulier pour vos rituels nocturnes et matinaux. Choisissez simplement une plage horaire qui vous convient ; Il n'a pas besoin d'être strict. Vous pouvez vous lever le matin ou vous coucher juste avant le soir.

- **Commencez petit**

Ne vous inquiétez pas d'être impeccable à chaque étape. L'important est de se présenter et de faire de son mieux chaque jour. Les mouvements deviendront de plus en plus intuitifs au fil du temps et vous vous sentirez plus partie prenante du processus.

- **Restez attentif**

Concentrez-vous sur la façon dont votre corps se sent pendant chaque mouvement. Au lieu de vous précipiter dans les exercices, donnez-vous la permission de ralentir. Cette pleine conscience est ce qui rend les pratiques somatiques si puissantes, car elle vous permet de vraiment ressentir les effets sur votre corps.

- **Suivez vos progrès**

Pensez à tenir un petit journal où vous notez comment vous vous sentez après chaque routine. Cela vous permettra non seulement de rester motivé, mais aussi de voir comment ces pratiques de 10 minutes affectent positivement votre bien-être général.

Détente de fin de journée

Il est essentiel de permettre à votre corps et à votre esprit de se détendre vraiment à la fin de la journée. Une bonne technique de relaxation à la fin de la journée vous aide à décompresser, à relâcher les tensions et à vous préparer à une bonne nuit de sommeil. Pour les novices, la création d'une pratique somatique rapide et facile qui favorise une relaxation profonde ne doit pas être difficile ou prendre du temps. En fait, la façon dont vous vous détendez après une journée mouvementée peut être grandement améliorée en consacrant quelques minutes à une respiration réfléchie et réfléchie et à des mouvements légers.

Pourquoi la relaxation de fin de journée est importante

Votre corps accumule des tensions à cause de l'effort physique, du stress et des difficultés émotionnelles au cours de la journée. Cette tension peut s'accumuler sans une relaxation appropriée, ce qui peut nuire à votre bien-être général et à la qualité de votre sommeil. L'établissement d'une routine du soir ciblée facilite la transition de votre système nerveux d'un état d'alerte à un état détendu, favorisant ainsi un sommeil réparateur.

Vous pouvez dire à votre corps quand il est temps de se détendre en vous concentrant sur une respiration et des mouvements lents et délibérés, ce qui ouvrira la porte à une relaxation profonde. Pour les novices, il est plus important de trouver des mouvements qui aident à relâcher la tension que de faire des étirements ou des entraînements intenses.

Comment créer une routine de relaxation de fin de journée

Voici un guide étape par étape pour développer une pratique de relaxation efficace en fin de journée qui peut être complétée en seulement 10 à 15 minutes. Cette routine est conçue pour détendre le corps, apaiser l'esprit et vous préparer à une nuit reposante.

1. **Mettre l'ambiance (1-2 minutes)**

Commencez par mettre en place une atmosphère paisible. Réduisez la luminosité, mettez de la musique relaxante et trouvez un endroit confortable où vous ne serez pas dérangé. Afin de préparer votre corps et votre esprit à la relaxation, il est essentiel de créer l'ambiance. De plus, vous pouvez ajouter des arômes apaisants comme la camomille ou la lavande.

2. Mise à la terre et centrage (2 minutes)

Tout d'abord, trouvez une posture confortable pour vous asseoir ou vous allonger confortablement. Fermez les yeux et inspirez profondément plusieurs fois. Faites attention à la façon dont vous vous sentez connecté à la terre, que ce soit votre lit ou le sol. Laissez votre corps s'alourdir lorsque vous sentez le soutien en dessous. Il est temps pour vous de passer du monde extérieur à votre propre espace.

Gardez un œil attentif sur votre respiration et visualisez le lâcher-prise des événements de la journée à chaque expiration. Tout ce qui peut encore être dans vos pensées, lâchez-le.

3. Relâcher la tension avec des étirements doux (4-5 minutes)

Pour relâcher les tensions physiques, concentrez-vous sur des étirements doux qui ciblent les zones fréquemment affectées par le stress quotidien, telles que le cou, les épaules et le bas du dos.

-   Étirement du cou :

Étendez le côté de votre cou en inclinant doucement la tête d'un côté. Après quelques respirations de retenue, changez de côté. Cela soulage la tension que de longues périodes passées en position assise ou à travailler ont exercée sur le cou.

-   Roulements d'épaule :

Roulez soigneusement et lentement vos épaules en cercles. Faites-les rouler vers l'avant plusieurs fois, puis faites-les rouler vers l'arrière en allant dans l'autre sens. À chaque mouvement, sentez les muscles du haut du dos et du cou se détendre.

- Torsion de la colonne vertébrale :

Prenez quelques respirations profondes et tournez lentement votre colonne vertébrale d'un côté en position assise ou allongée. Ensuite, relâchez l'étirement et répétez de l'autre côté. Cette torsion facile est idéale pour se détendre après une journée exigeante, car elle soulage le stress dans le bas du dos et la colonne vertébrale.

- Étirement des jambes :

Sentez la tension dans vos mollets et vos cuisses lorsque vous étendez vos jambes et pointez et fléchissez votre pied. Alternativement, vous pouvez lever un genou vers votre poitrine et le maintenir là pendant quelques respirations avant de l'abaisser à nouveau. Cela aide à relâcher la tension qui s'accumule dans les jambes et les hanches après une position assise prolongée.

4. Respiration consciente et balayage corporel (3 minutes)

Allongez-vous ou asseyez-vous confortablement et fermez les yeux. Commencez par vous concentrer sur votre respiration. Inspirez profondément par le nez, en remplissant complètement vos poumons, puis expirez lentement par la bouche. Pendant que vous respirez, portez votre conscience sur chaque partie de votre corps, en commençant par vos orteils et en remontant vers le haut de votre tête.

- En scannant mentalement chaque zone, remarquez s'il y a une tension ou une tension.
- À chaque expiration, imaginez que cette tension disparaît, laissant vos muscles détendus et à l'aise.

- Cette respiration consciente et ce balayage corporel aident à calmer votre esprit et votre corps, ce qui vous permet de vous débarrasser du stress de la journée et de vous préparer au sommeil.

5. Relaxation musculaire progressive (3 minutes)

La relaxation musculaire progressive, ou PMR, est une méthode efficace pour soulager le stress chronique. Commencez par contracter un groupe musculaire particulier, comme vos mains ou vos pieds, maintenez-le pendant un petit moment, puis relâchez-le en expirant. Tension et relâche chaque groupe musculaire lorsque vous vous déplacez de vos pieds vers votre tête. En apprenant à votre corps à faire la distinction entre tension et relaxation, cette pratique améliorera votre capacité à vous détendre.

6. Terminer par la gratitude (1 minute)

Prenez le temps de repenser à tout ce pour quoi vous avez été reconnaissant pendant la journée pendant que vous terminez votre routine. Soyez reconnaissant de pouvoir changer votre perspective de tension à une perspective d'appréciation, surtout avant de vous coucher. Il peut s'agir de quelque chose d'aussi simple que d'avoir une conversation agréable, de trouver un moment de calme ou même de se rappeler de prendre soin de vous.

CONCLUSION

Vous avez appris de nouvelles méthodes pour vous connecter à votre corps et l'efficacité des exercices somatiques pour soulager la douleur, le stress et l'anxiété en seulement 14 jours. Vous avez maintenant les compétences nécessaires pour faire attention à votre corps, lâcher le stress et développer un sentiment de calme plus profond grâce à ces mouvements doux. Rappelez-vous qu'il s'agit d'un voyage continu. Chaque pratique s'appuie sur la précédente, vous aidant à devenir plus conscient de vos besoins et sûr de vous dans votre capacité de guérison interne. Continuez à respirer, à bouger et à rétablir votre connexion avec vous-même. Votre esprit et votre corps l'apprécieront.